# Hamdi
göbeğini nasıl eritiyor?

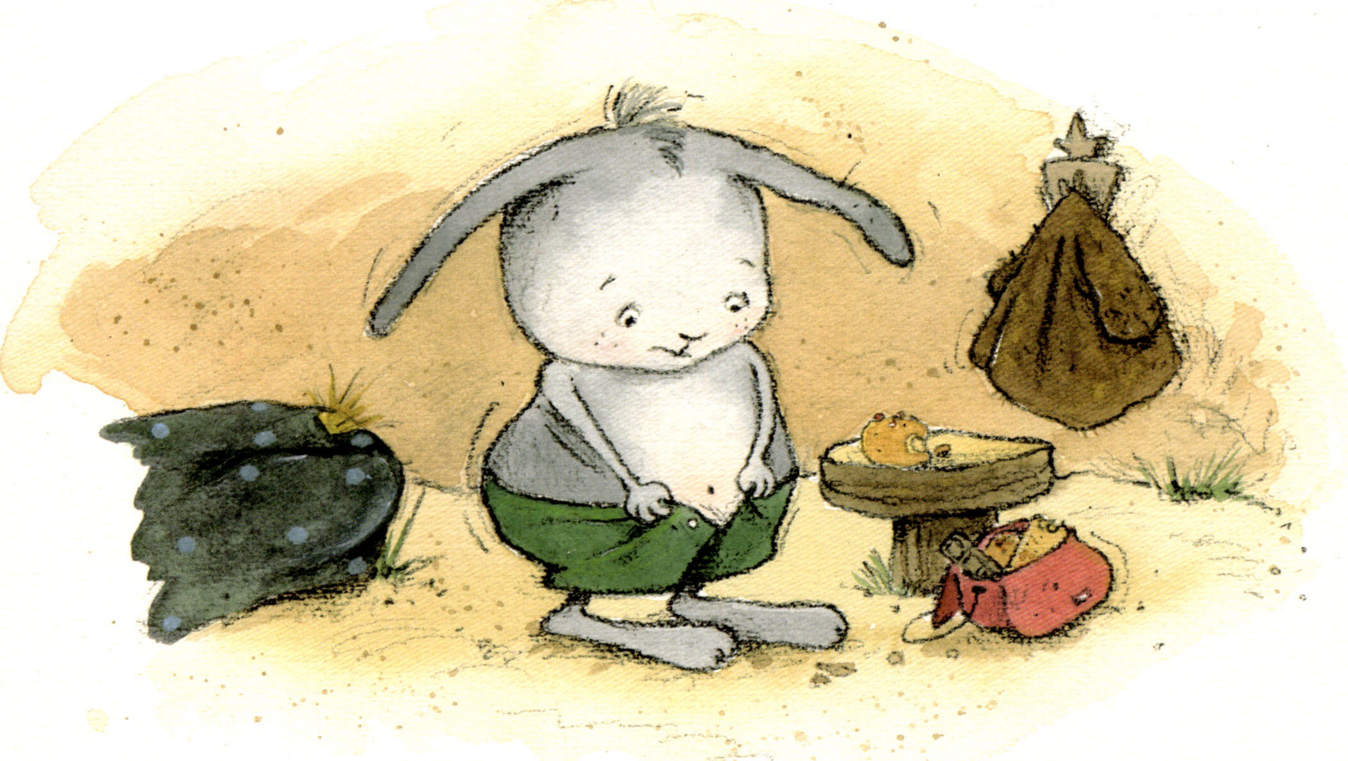

Bu sabah, Hamdi pantolonunu giyerken çok zorlandı. Hâlbuki annesi bu pantolonu daha bir ay önce almıştı. Hemen de küçülmüştü. Hamdi'nin göbeği pantolondan dışarı fırlıyordu.
– Off, düğmesi bir türlü kapanmıyor. Ne yapacağım ben şimdi? diye söylendi Hamdi.

– Göbeğimi saklamanın bir yolunu bulmam lazım, diye düşündü Hamdi. Sonunda, göbeğini örtmek için kahverengi yağmurluğunu giymeye karar verdi.

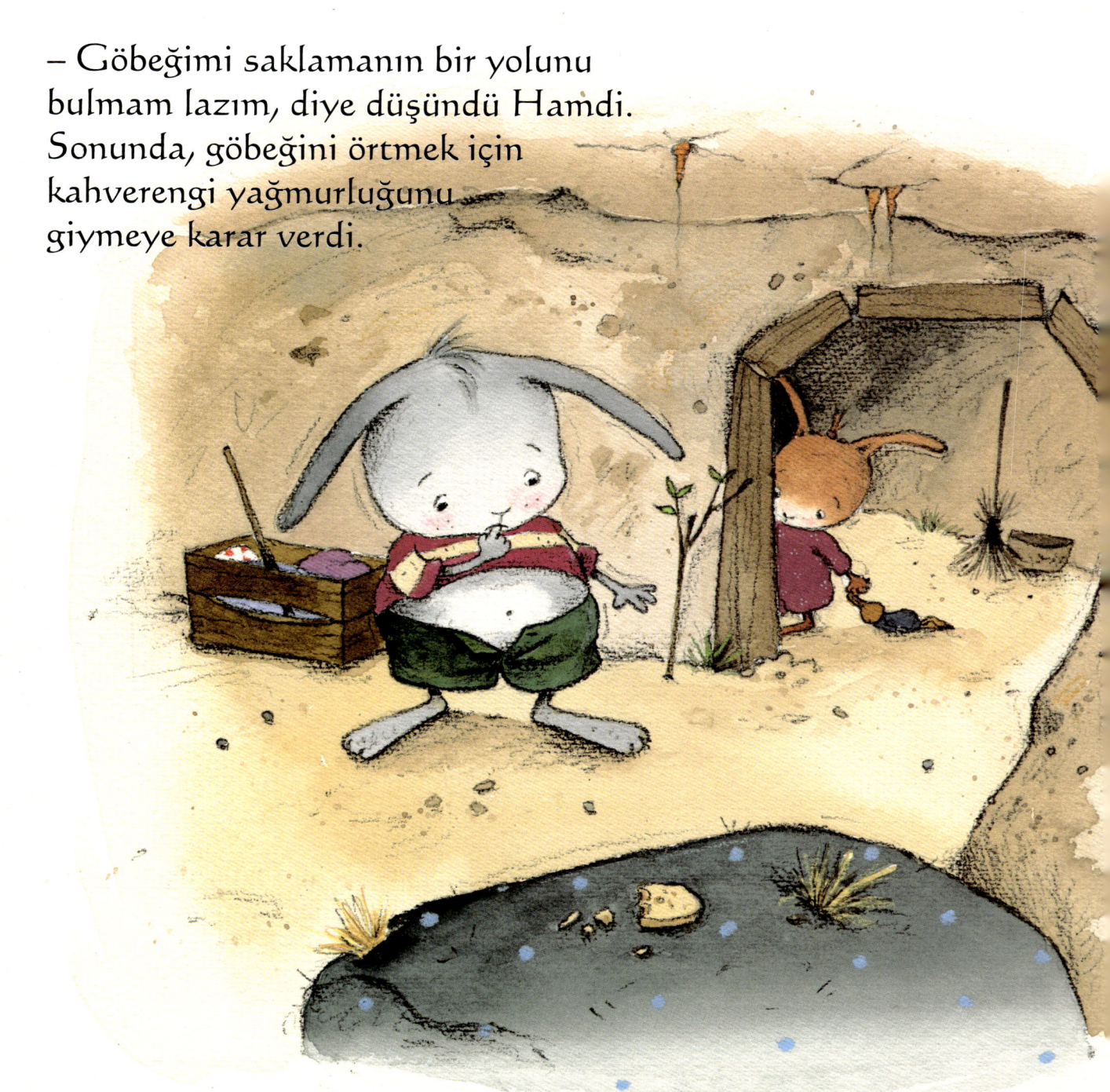

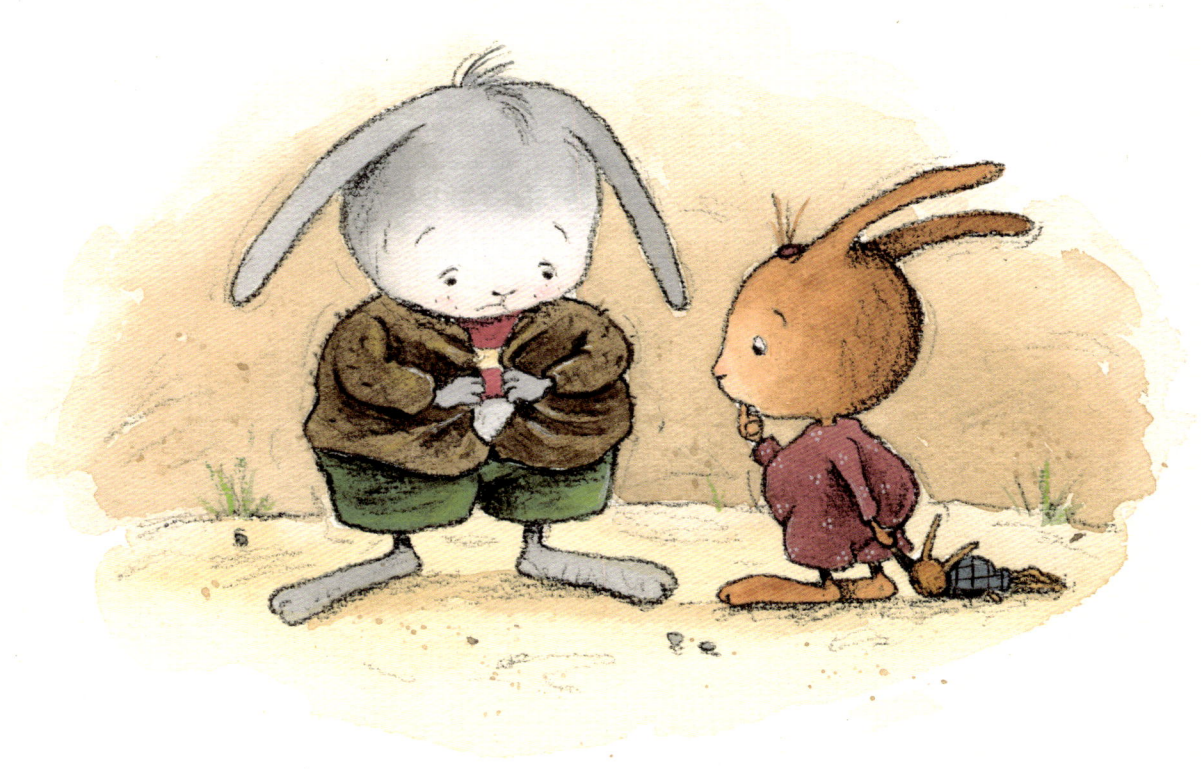

Hem koyu renkler insanı daha zayıf gösteriyordu. O sırada Hamdi'nin kardeşi Fahriye de odaya girdi ve ağabeyinin yanına geldi.
– Yoo, olamaz! diye bağırdı Hamdi birden.
– Bu defa da yağmurluğun fermuarı patladı! Hamdi gözyaşlarına hâkim olamadı.

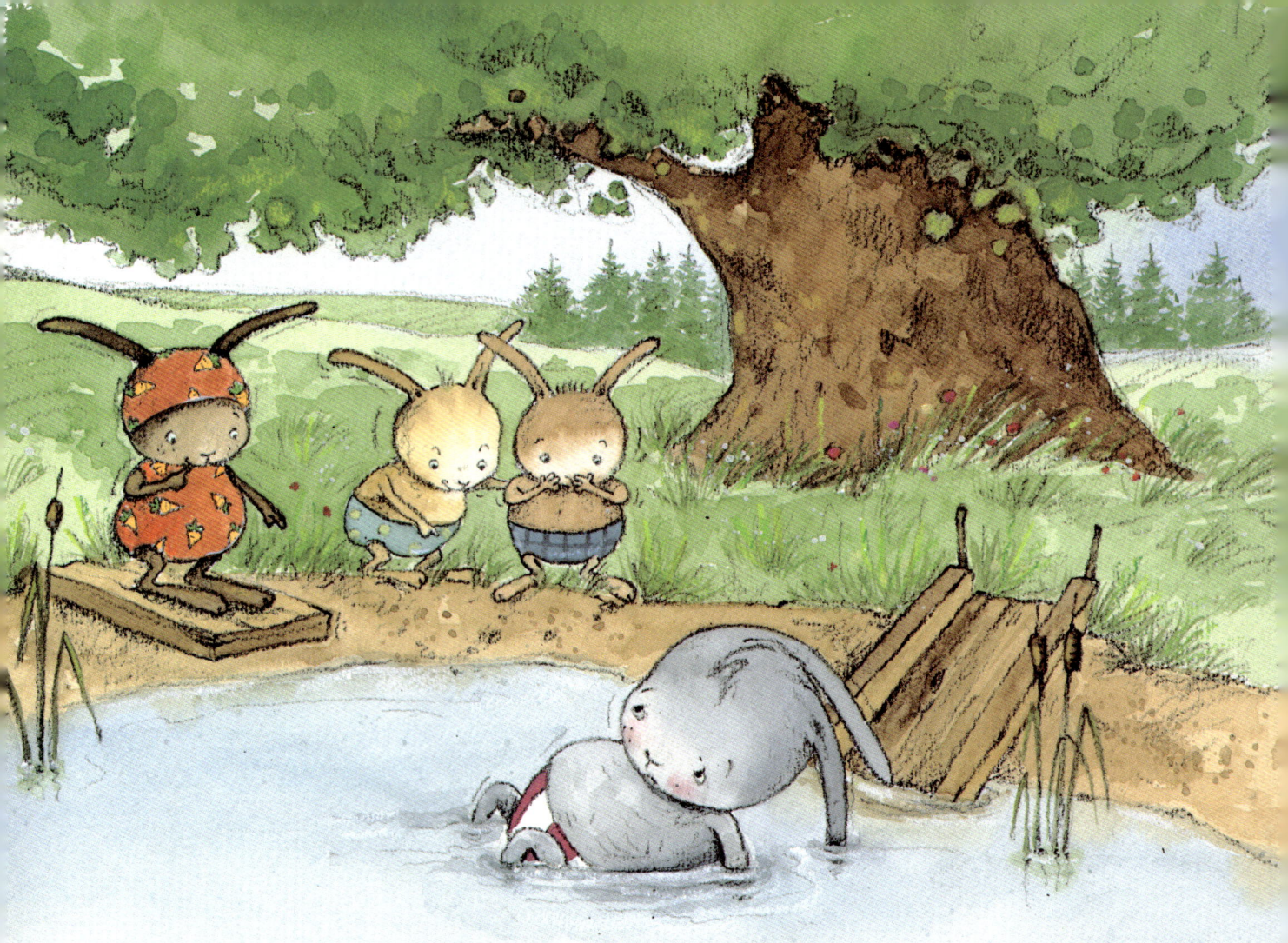

Bir yandan ağlıyor bir yandan da kardeşine şişmanlıktan çektiklerini anlatıyordu:
– Biliyor musun, Fahriye. Artık havuza gitmek istemiyorum. Mayo giydiğimde balina gibi görünüyorum! Üstelik havuza atlayınca havuz taşıyor!

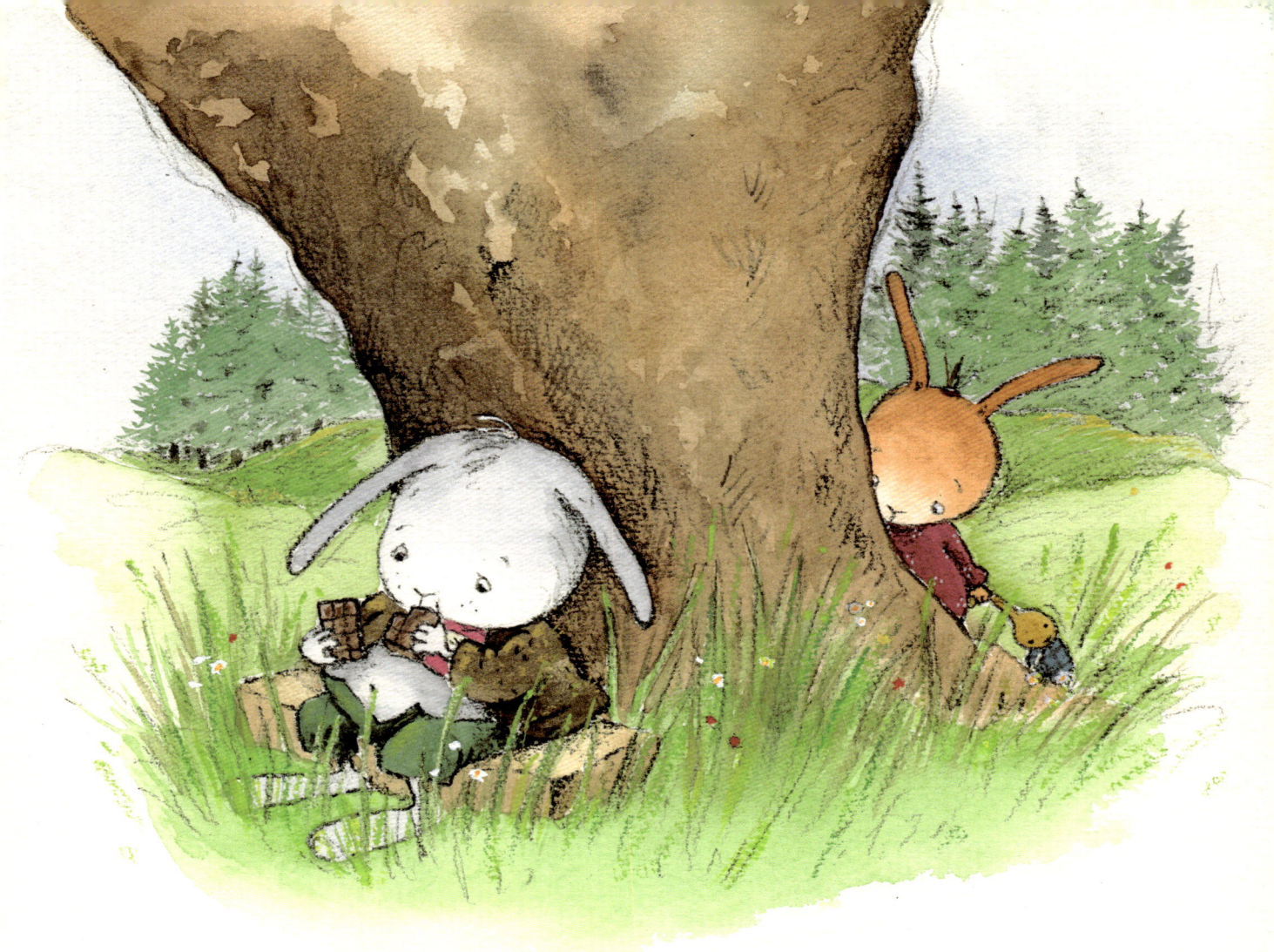

Hamdi gerçekten çok üzgün görünüyordu. Kendini bir şeylerle teselli etmesi gerekiyordu.
Gidip bakkaldan paket paket çikolata aldı. Arka arkaya tam beş paket çikolata yedi.

Üstelik yedikçe yiyesi geliyordu. Üzüntüsünü unutmak için bir şeyler daha yemesi gerekiyordu. Eve gittiğinde dolaptaki altı tane çilekli tartı da midesine indirdi.

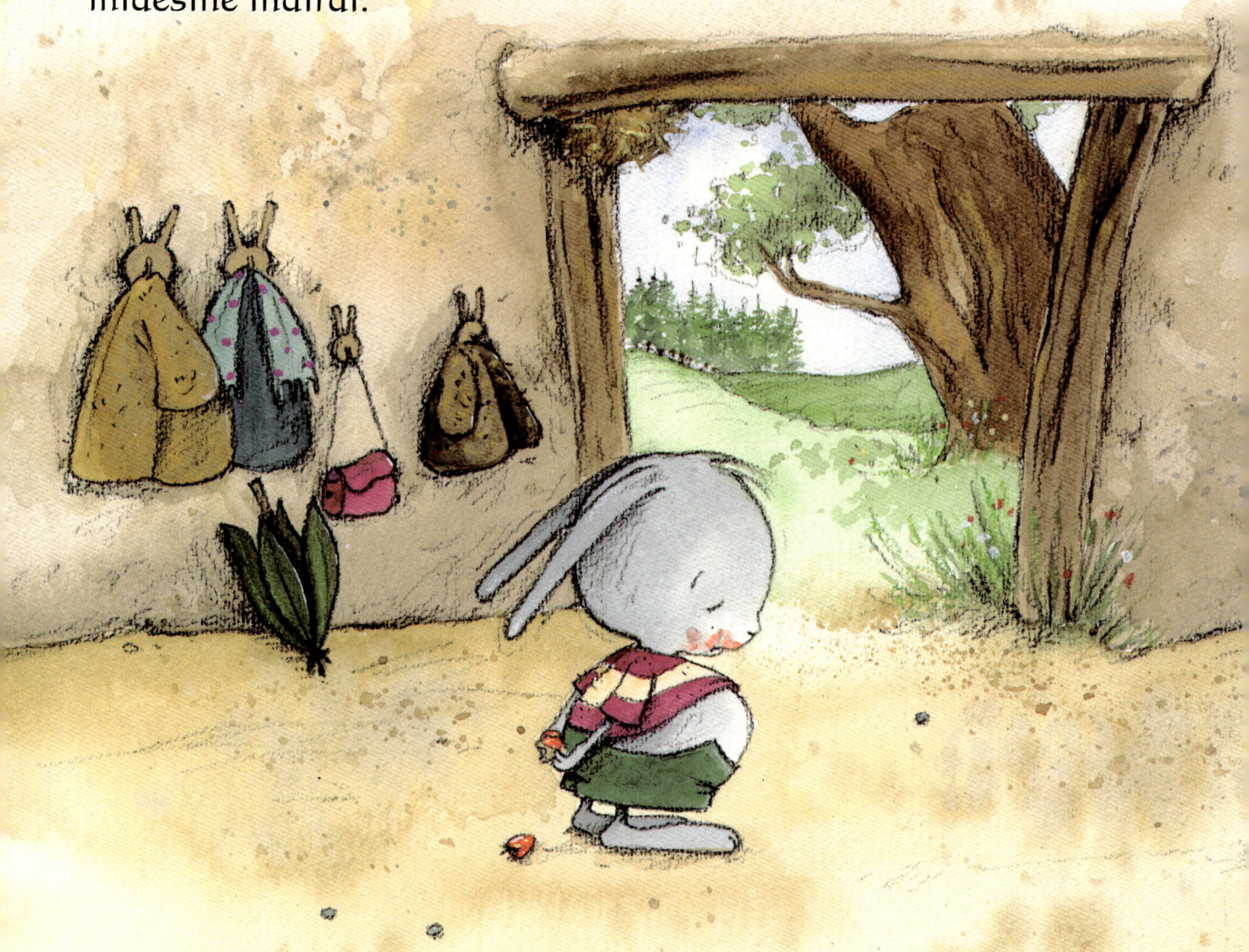

Annesi, Hamdi'nin bir problemi olduğunu fark etti.
– Hamdi, ne yapıyorsun sen oğlum? Akşam için pişirdiğim tartların hepsini yiyip bitirmişsin. Kardeşin Fahriye'ye bir tane bile tart kalmamış! diye söylendi.

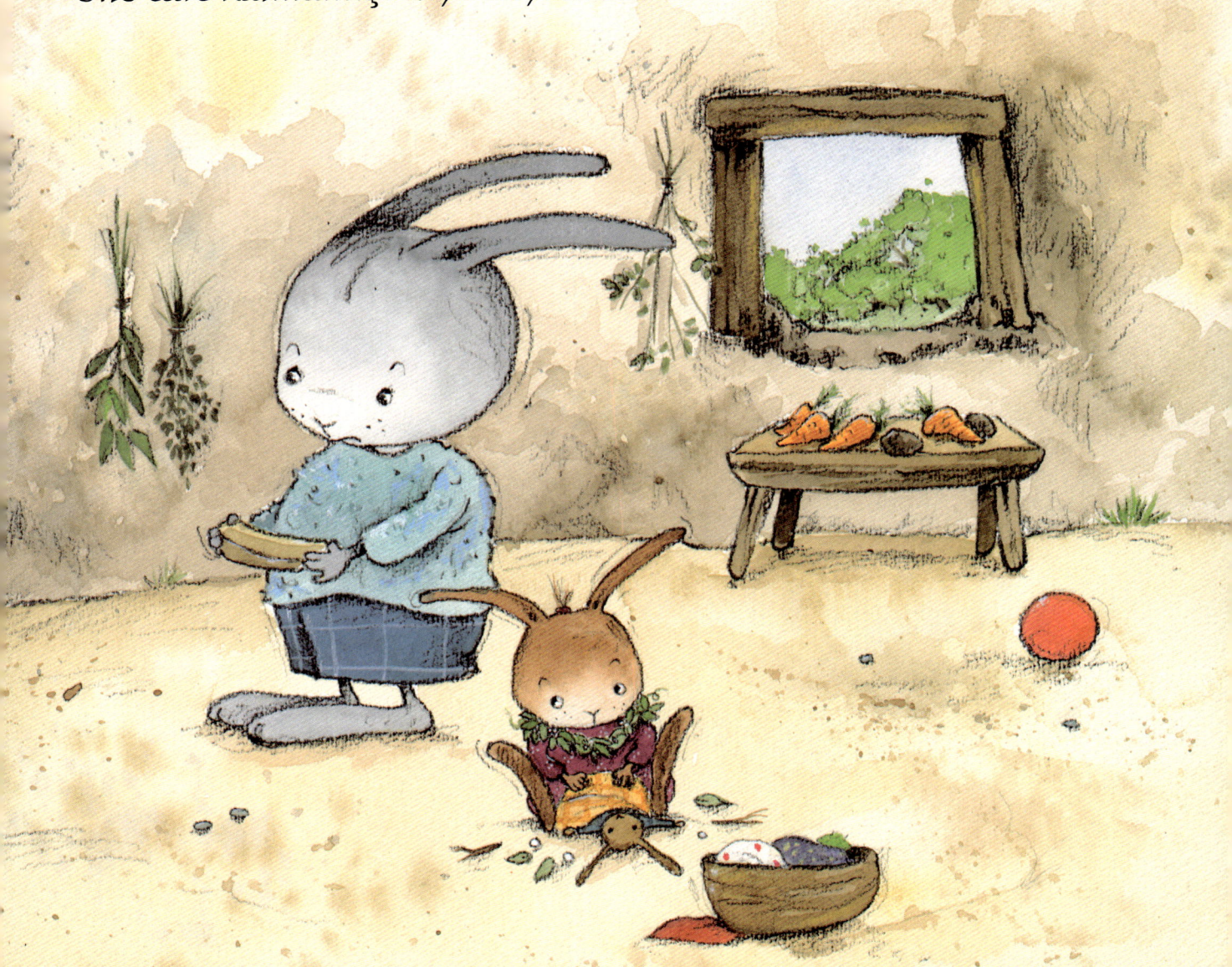

Fahriye de çok öfkelenmişti. Ağabeyiyle alay etmeye başladı:
– Şişko, şişko, şişko patates. Bu gidişle fil gibi şişeceksin.

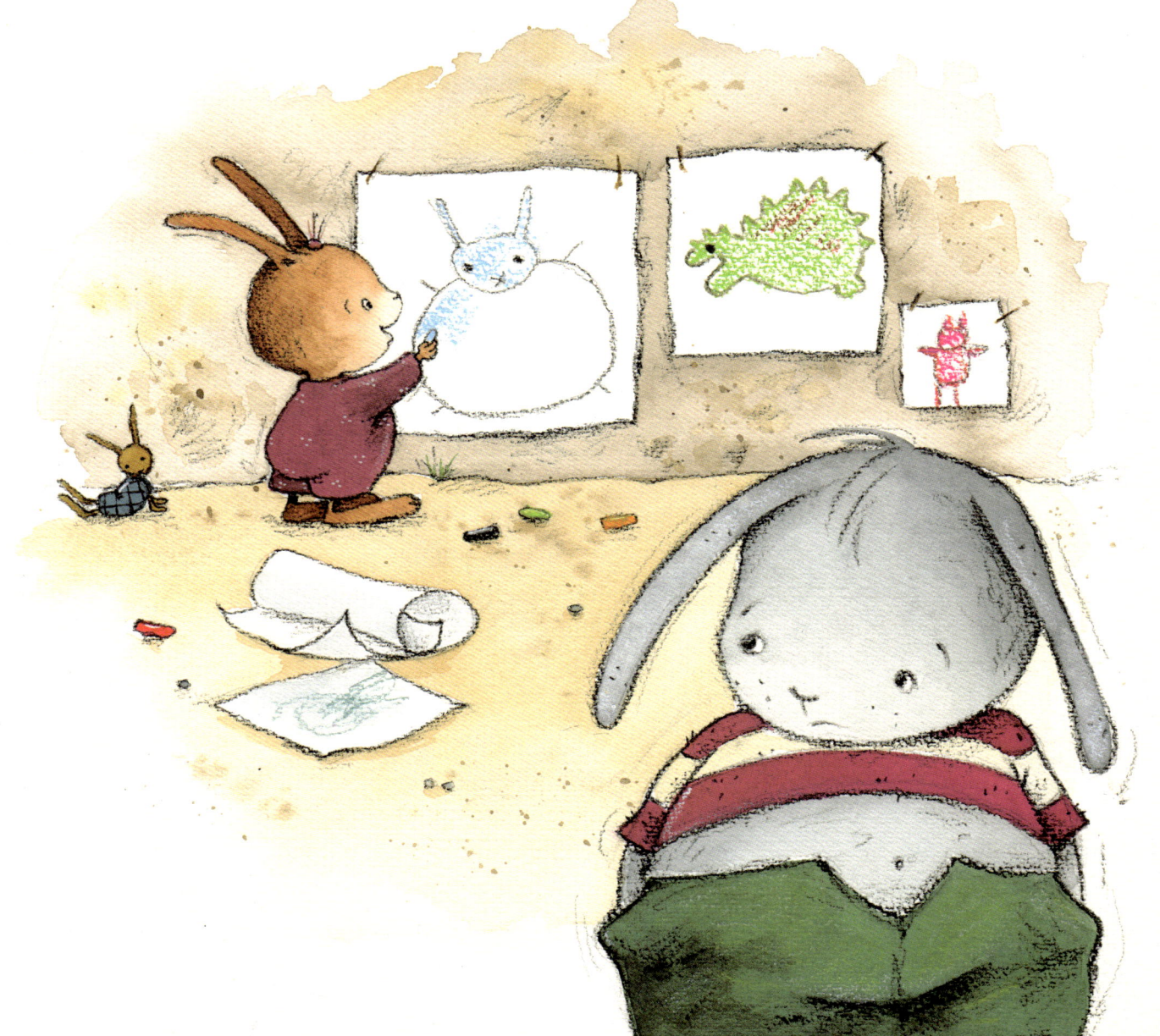

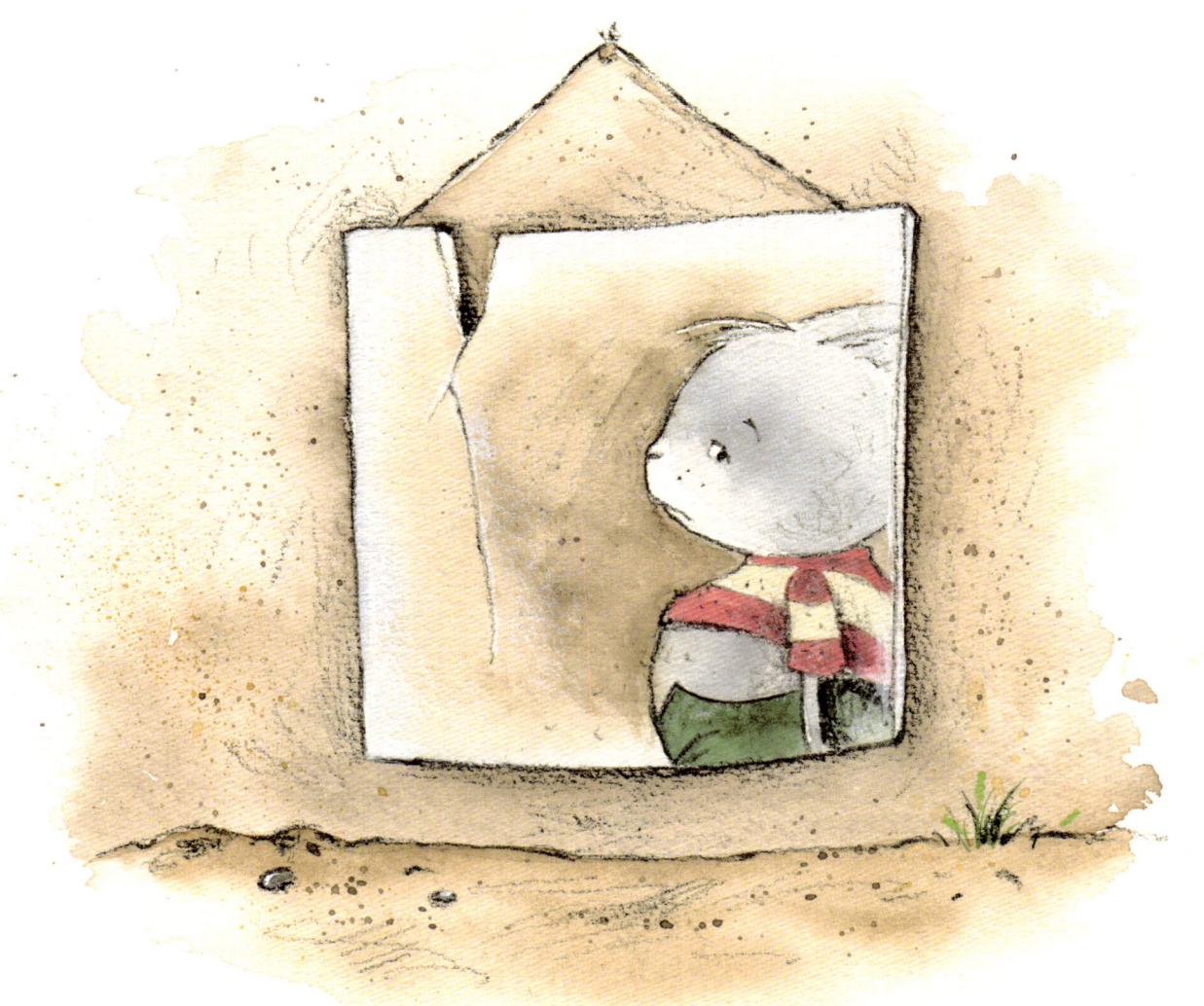

Hamdi doğru odasına yöneldi.
İçeri girerken gözü duvardaki aynaya takıldı.
Suratını astı ve:
– Şu hâle bak! Yusyuvarlak bir şey oldum. Yakında yürümek yerine yuvarlanmaya başlayacağım herhalde! dedi.

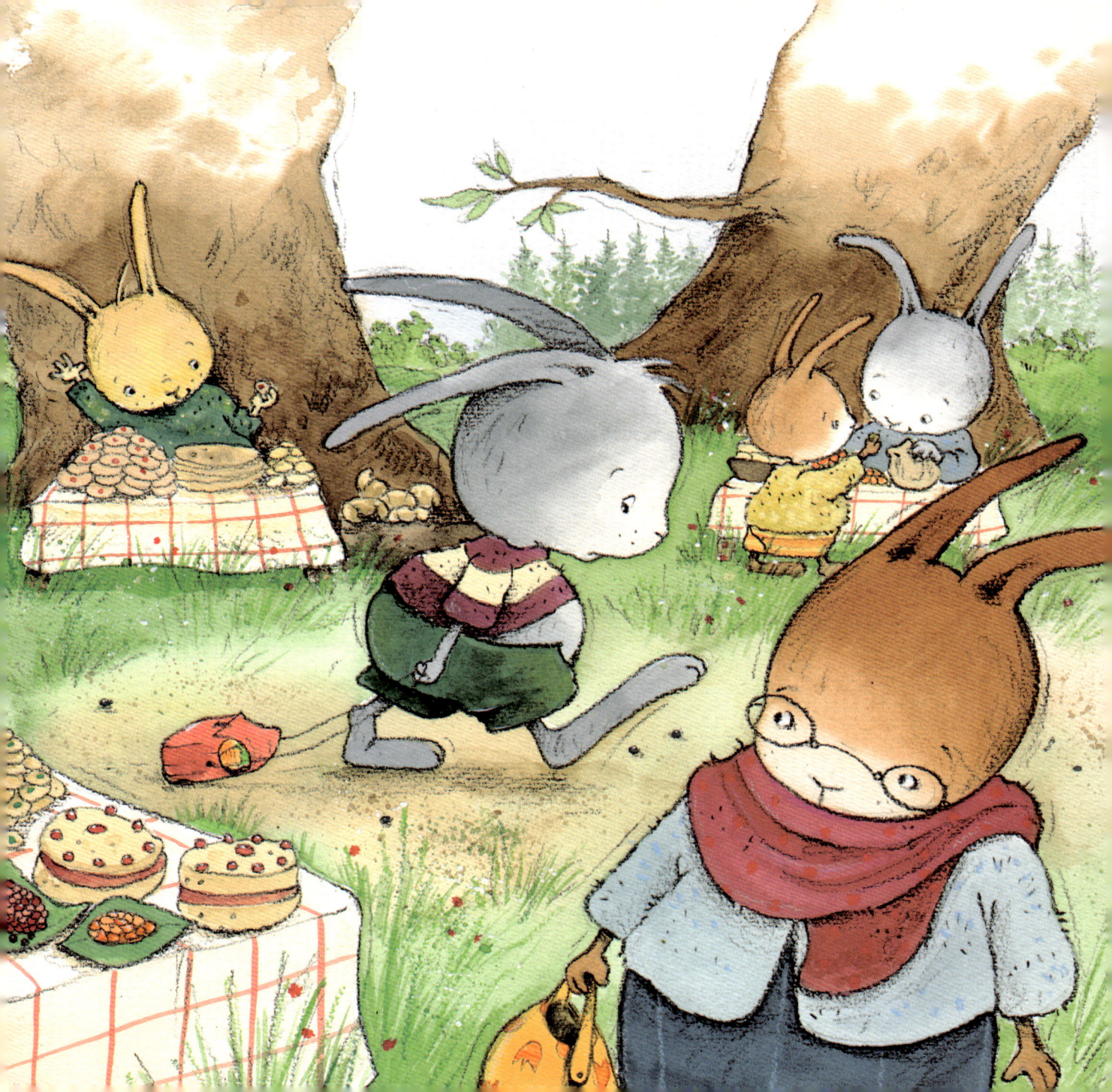

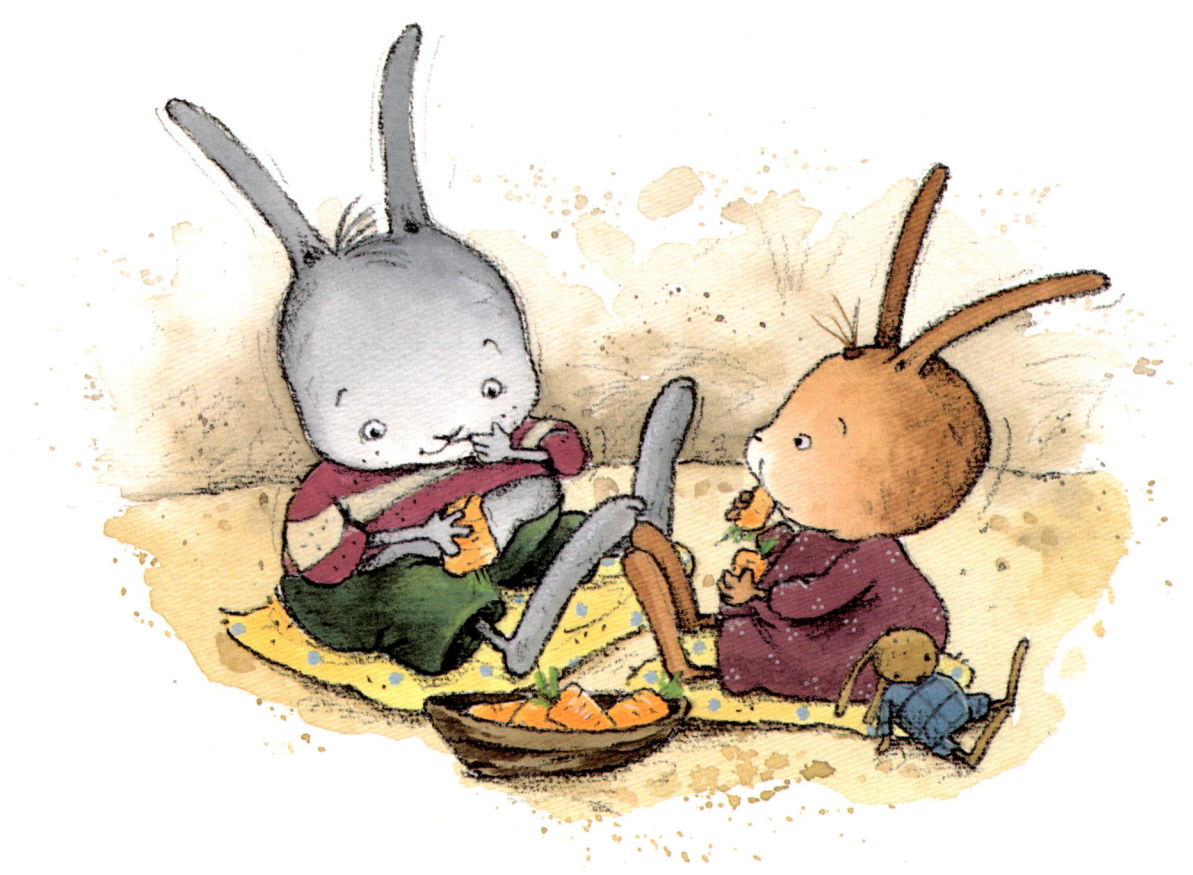

Hamdi, boğazını tutamamasına çok kızıyordu.
Sonunda bir karar verdi. Kilo vermek için yiyip içtiklerine dikkat edecekti. Öncelikle pasta ve şeker yemeyi azalttı.
Sabah kahvaltısı için kendine güzel bir havuç tabağı hazırladı.
Havuçları yemeden önce yüzünü buruşturdu:
– Ayy, kim bilir çiğ çiğ havuç yemek ne sıkıcıdır!
Sonra havuçlardan bir parça ısırdı.
– Hımmm, aslında hiç de fena değilmiş! dedi.

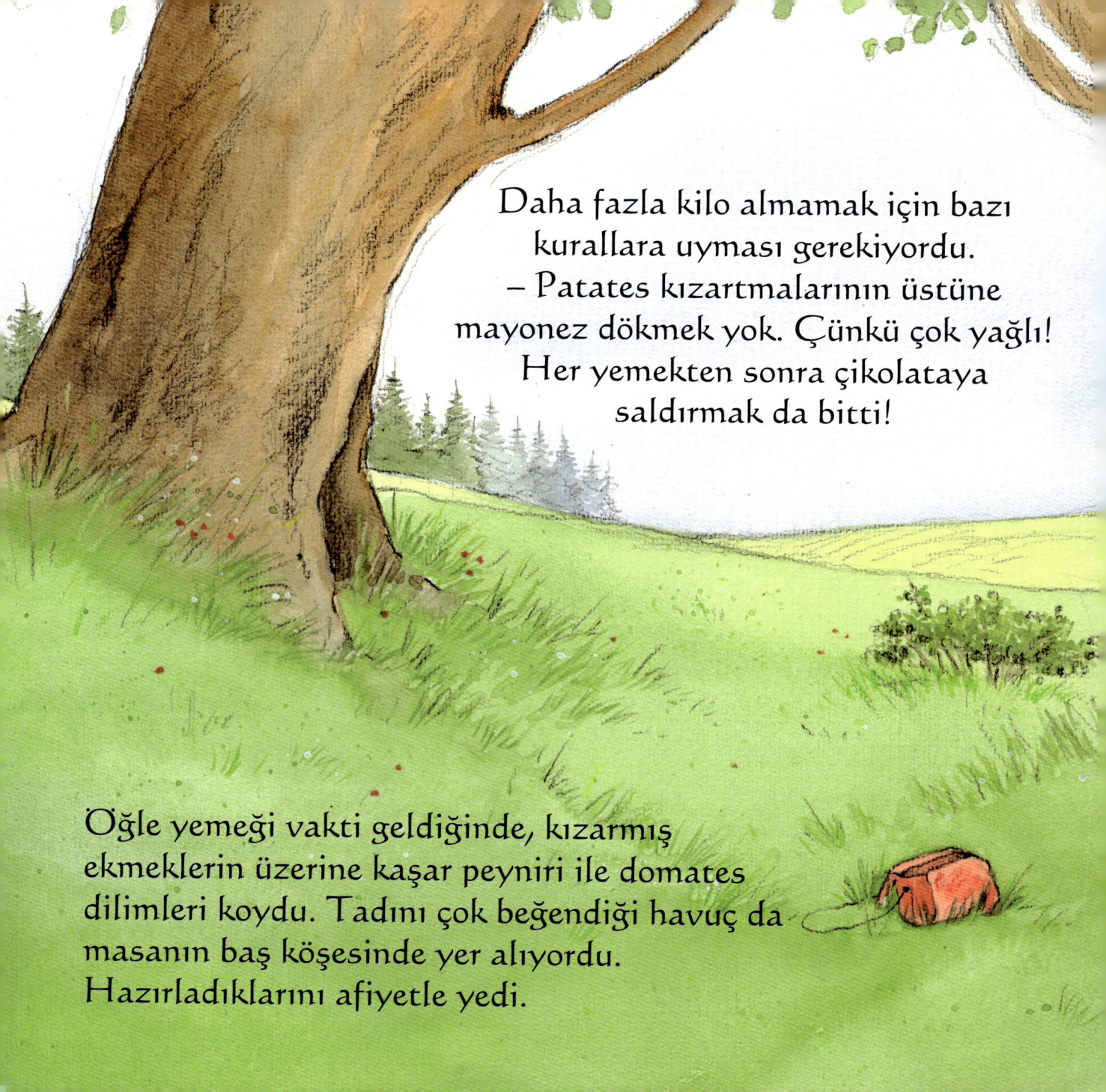

Daha fazla kilo almamak için bazı kurallara uyması gerekiyordu.
– Patates kızartmalarının üstüne mayonez dökmek yok. Çünkü çok yağlı! Her yemekten sonra çikolataya saldırmak da bitti!

Öğle yemeği vakti geldiğinde, kızarmış ekmeklerin üzerine kaşar peyniri ile domates dilimleri koydu. Tadını çok beğendiği havuç da masanın baş köşesinde yer alıyordu. Hazırladıklarını afiyetle yedi.

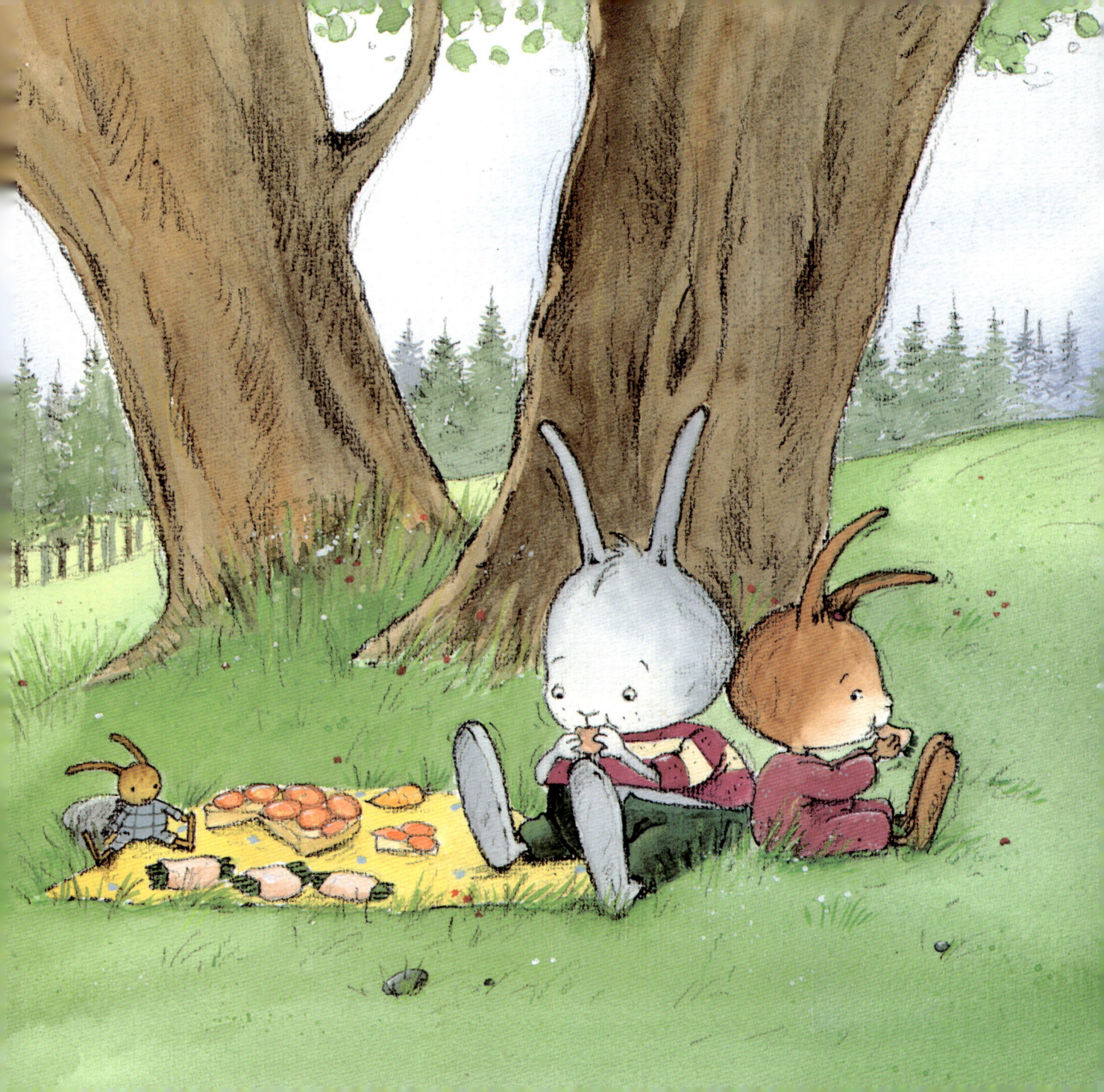

Aslında bugün Hamdi'nin doğum günüydü. Babası onun için kocaman, meyveli bir pasta yaptırmıştı.
İnsanın doğum gününde pasta yiyememesi ne kadar da kötüydü!
– Bir dilimden bir şey çıkmaz! dedi babası.
Önemli olan ölçüyü kaçırmaman!

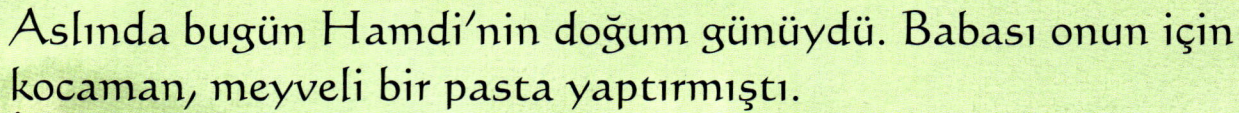

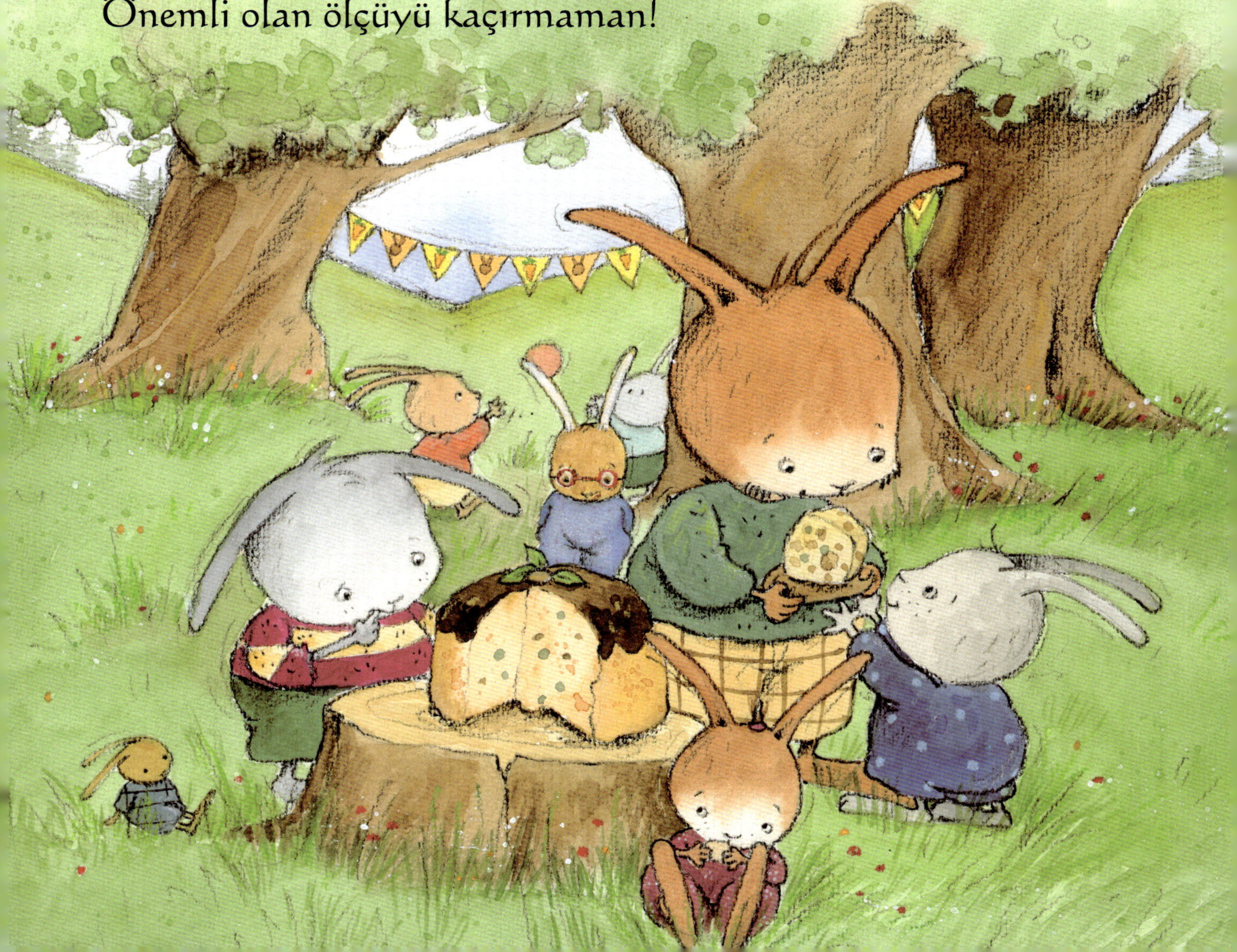

Hamdi pastadan yemeye cesaret edemiyordu.
"Ya birkaç kilo daha alırsam ne yaparım ben?" diye düşünüyordu.
Nihayet ince bir dilim alıp tadına bakmaya karar verdi.
Her bir lokmayı iyice çiğnedi. Eskiden olsa pastayı bir lokmada midesine indirirdi. Şimdiyse yavaş yavaş, tadını çıkara çıkara yedi!

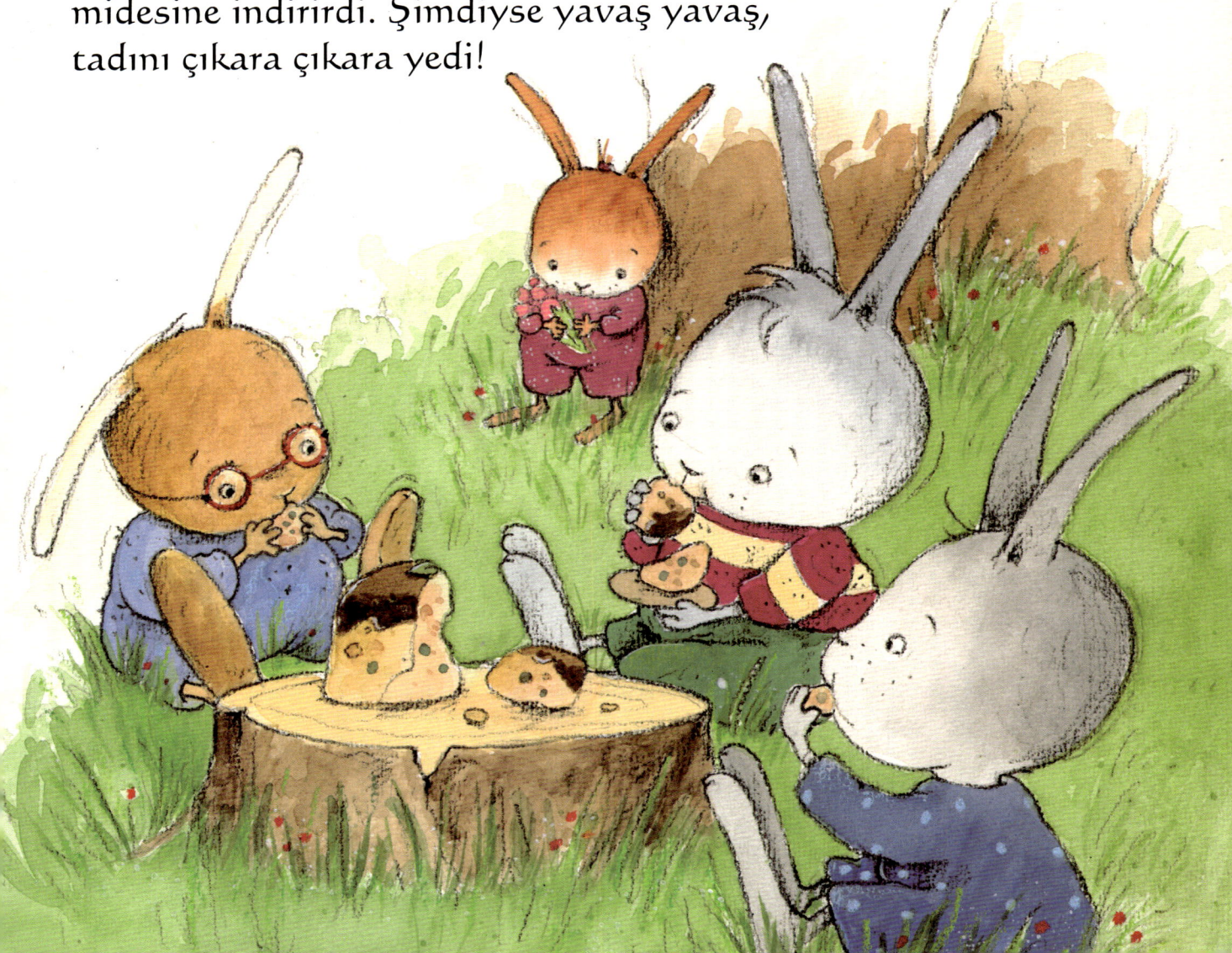

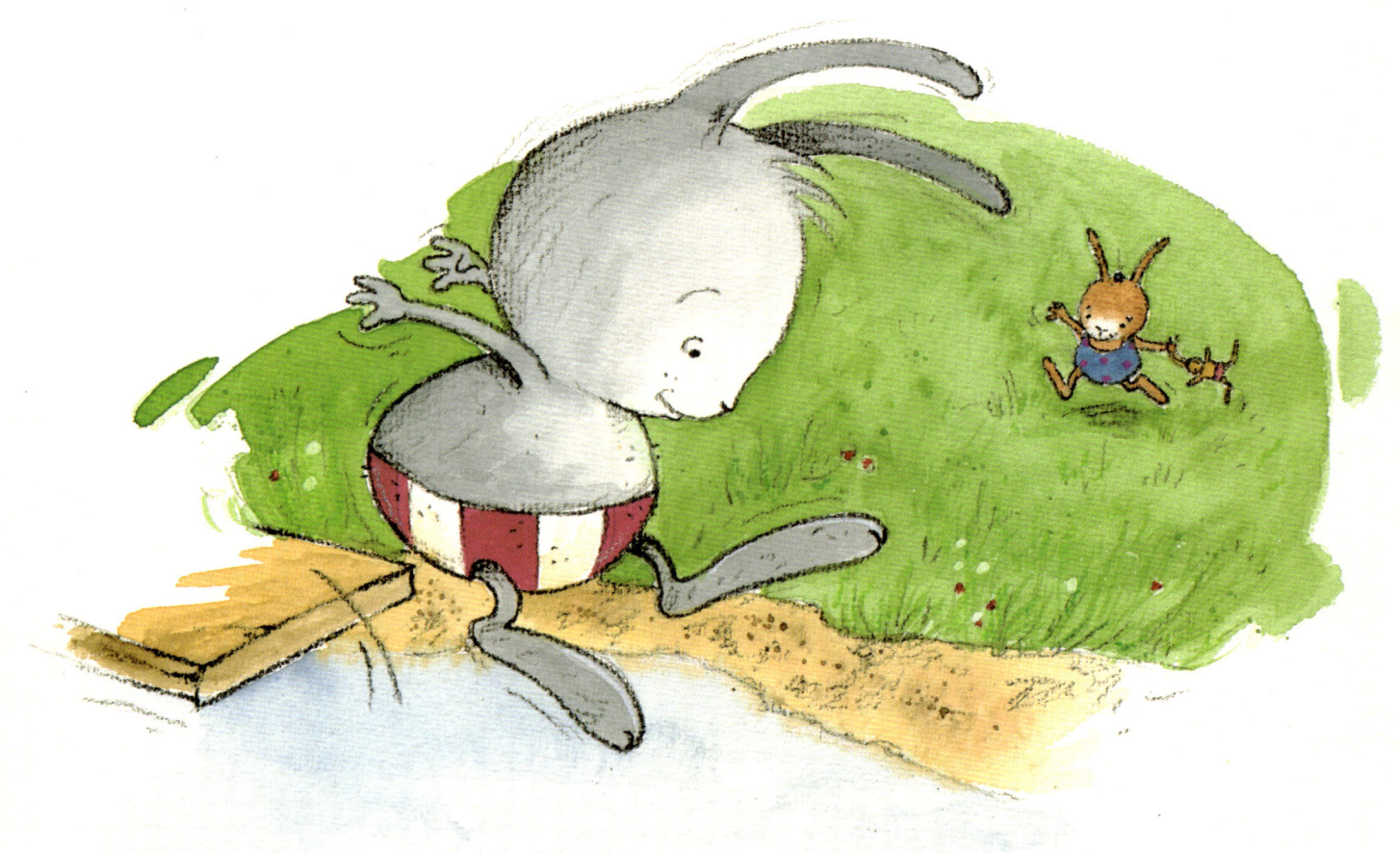

Hamdi ertesi gün, kalkar kalkmaz tartıya çıktı.
– Oley! Bir kilo vermişim, diye bağırdı neşeyle.
Artık kendini çok daha iyi hissediyordu.
Koşa koşa havuza gitti. Mayosunu giydi.
Ve doğruca suya atladı!